OBSERVATIONS

CRITIQUES

Sur les Tableaux du Sallon de l'Année 1789.

IIIe. SUITE DU DISCOURS SUR LA PEINTURE.

OBSERVATIONS

CRITIQUES

SUR LES TABLEAUX DU SALLON

DE L'ANNÉE 1789.

IIIe. SUITE DU DISCOURS SUR LA PEINTURE.

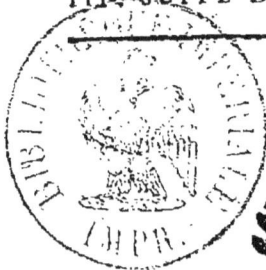

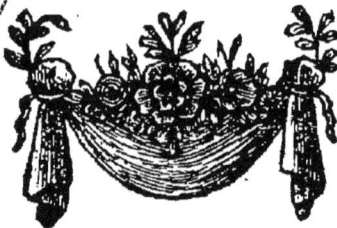

A PARIS,

Chez les Marchands de Nouveautés.

M. DCC. LXXXIX.

OBSERVATIONS

CRITIQUES

SUR LES TABLEAUX DU SALLON

DE L'ANNÉE 1789.

AU milieu des mouvemens dont la France eſt
encore agitée, la poéſie eſt reſtée muette ; la litté-
rature & les arts ont été, pour ainſi dire, oubliés :
tous les eſprits ſe ſont vus entraînés par une pente
générale vers les grands intérêts de la nation.

Votre patriotiſme, citoyens, s'eſt manifeſté ;
aujourd'hui les arts vous rappellent. Leur temple
s'ouvre à vos yeux : venez-y donner la palme au
talent, diriger le goût des artiſtes, & les en-
courager ; ils expoſent leurs ouvrages devant vous
pour obtenir vos éloges, ou conſulter vos juge-
mens. Je vais leur faire part avec vous de mes ob-
ſervations ; leur conformité avec les vôtres pourra
ſeule me répondre de leur juſteſſe.

C'eſt la troiſieme fois que je publie des remarques ſur les tableaux expoſés au ſallon ; elles

ont été jusqu'ici d'autant mieux accueillies, que j'ai toujours tâché de les rendre impartiales, & sur-tout modérées.

Quelques personnes cependant, ne trouvant point apparemment assez de sarcasmes dans nos critiques, nous ont accusés de prodiguer la louange. Il faudroit donc, pour les satisfaire, tout condamner, sans jamais donner le moindre signe d'approbation.

Si ces personnes considéroient combien il en coûte d'efforts même à des artistes distingués par leurs talens pour ne faire bien souvent qu'un ouvrage médiocre, elles se garderoient bien de blâmer avec tant de légéreté. Du reste, si le ton d'honnêteté, que nous avons toujours cru devoir mettre dans la critique, est condamnable aux yeux de nos censeurs, nous devons les prévenir que nous tâcherons toujours de mériter leurs reproches.

A l'époque de la derniere exposition nous avions fait quelques observations sur la maniere dont le sallon devoit être éclairé, pour donner un jour favorable à tous les tableaux, & rendre par conséquent toutes les places également bonnes : nous avions exprimé le vœu des artistes, des amateurs & du public. Nous avons vu cette année avec plaisir qu'il ne restoit plus rien à desirer à cet égard, & nous ne doutons pas que le jour, tel qu'il est maintenant réfléchi dans toutes les parties du sallon, en assurant à tous les tableaux leur véritable mérite, ne contribue aux progrès de la peinture; tant il est vrai, comme nous l'avons déja observé, que les plus grands effets dépendent souvent des plus petites causes.

Si nous jetons un coup-d'œil général sur le sallon, nous remarquerons d'abord que l'on paroît un peu trop disposé à réduire en petit le genre de l'histoire. Un grand nombre de sujets intéressans ont été traités cette année sur des toiles de petite grandeur, tandis que beaucoup de portraits sont en pied, & sur des toiles de huit à dix pieds de haut. Enfin, pour trancher le mot, le genre de l'histoire paroît tendre vers la miniature, & le portrait prendre l'essor de l'histoire.

Les artistes qui s'occupent des progrès de leur art, & cherchent une gloire durable, doivent penser qu'il ne s'agit pas seulement de travailler aux ornemens d'un cabinet ou d'un boudoir, mais qu'il faut décorer des temples, des palais, des monumens & autres édifices publics.

C'est une observation générale que nous faisons en passant, & qui ne nous empêchera pas de rendre juſtice aux tableaux de petite, comme à ceux de grande proportion.

M. VIEN.

Nᵒ. 1. *L'Amour fuyant l'esclavage.*

Nᵒ. 2. *Une mère faiſant porter par ſon fils & ſa fille des offrandes à l'autel de Minerve.*

D'après tous les ouvrages de M. Vien dans le grand genre de l'hiſtoire, après avoir expoſé ſur la toile avec un grand ſuccès tant de perſonnages héroïques, pouvoit-on s'imaginer qu'il deſcendroit à des ſujets ſi modeſtes, que ſon talent même s'y plieroit avec tant de facilité, qu'il conſerveroit enfin dans un âge déja avancé toute la fraîcheur de la jeuneſſe? Ainſi M. Vien, après avoir embouché la trompette héroïque, paroît maintenant ſe jouer avec les Graces & l'Amour; c'eſt Homere vieilliſſant qui devient Anacréon.

Rien de plus gracieux en effet que les deux petits tableaux qu'il vient d'expoſer au ſallon. Ce n'eſt point cette grace françoiſe qui tient de ſi près à la maniere, & paroît enfantée plutôt par les caprices de l'imagination que par le goût épuré des artiſtes; c'eſt cette grace ſimple des Grecs,

qui tient à la beauté des formes, au choix de
la belle nature. Auſſi M. Vien a-t-il toujours été
le partiſan ſévere de ce goût antique, qui ſemble
nous rappeler les beaux jours des *Zeuxis* & des
Apelles.

L'idée & la compoſition du tableau de l'*Amour
fuyant l'eſclavage* ſont également heureuſes. Les
attitudes & les expreſſions des femmes, à l'aſpect
de l'Amour qui fuit, ſont auſſi naturelles que variées; la ſurpriſe de celle qui ouvre imprudemment
la cage ou la priſon, & qui voit l'Amour s'en-
voler, l'empreſſement de celle qui court pour le
rappeler ou le retenir, la douleur des autres, &
le ſigne malin du petit eſclave échappé, donnent
à ce tableau tout le mouvement qu'il doit avoir.
Seulement l'Amour, quelque petit qu'il ſoit, ne
nous paroît pas être d'une grande légéreté, & nous
doutons qu'il puiſſe, en bonne phyſique, faire un
long voyage avec ſes ailes.

Le tableau de la mere qui fait porter par ſes
enfans des offrandes à l'autel de Minerve préſente
en même tems de l'intérêt & de l'agrément, on
pourroit même dire une eſpece de moralité. On
voit avec plaiſir le jeune enfant, que la petiteſſe
de ſa taille ne permet pas d'atteindre juſqu'à l'autel, aidé par ſa mere, & répondre par ſes efforts

aux fecours qu'elle lui donne. La jeune fille a pareillement toute la grace qu'on peut lui defirer. Ajoutons à cela la vérité du coloris, la flexibilité des chairs, l'arrondiffement des formes, & nous croirons avoir donné une idée du mérite de ce tableau. Nous ne ferons qu'une feule obfervation, c'eft que la mere nous a paru froide & fans ex- preffion déterminée. Une mere qui conduit fes enfans à l'autel de Minerve doit jouir d'une douce fatisfaction, qui doit être répandue & marquée dans tous les traits de fon vifage.

M. DE LAGRENÉE l'aîné.

N°. 3. *Alexandre confulte l'oracle d'Apollon.*

Le moment du tableau eft celui où le héros Macédonien conduit brufquement dans le temple la prêtreffe qui refufoit d'entrer. Alexandre a bien plutôt l'air d'un jeune étourdi que d'un conqué- rant animé de l'enthoufiafme guerrier. Il ne nous retrace aucune idée de la tête antique & des mé- dailles que nous connoiffons; il prend la prêtreffe par le bras droit le plus éloigné du fien, & d'une maniere à ne pouvoir pas faire une longue marche avec elle. Le bras gauche, qui s'étend comme pour montrer quelque objet, nous paroît un peu court. Une autre prêtreffe, que l'on voit dans le fond du tableau, est d'un mauvais effet, ou tout au moins inutile à l'action. La statue d'Apollon, qui n'est faite que pour indiquer le lieu de la scene, auroit dû peut-être occuper moins de place, & n'être regardée par l'artiste que comme un objet accessoire.

Tels sont à-peu-près les défauts qui nous ont le plus frappé dans cet ouvrage, au milieu de quelques beautés qui les rachetent en partie. Il y a du mouvement dans l'attitude d'Alexandre, de l'enthousiasme dans la prêtresse, & l'on peut dire qu'en général l'exécution & les détails ne démentent point la réputation méritée de M. de Lagrenée l'aîné.

M. BRENET.

Nº. 4. *La continence de Scipion.*

Nº. 5. *Henri II décore du collier de son ordre le vicomte de Tavanne.*

M. Brenet paroît se complaire dans les sujets romains & françois ; aussi son style est presque toujours le même. Nous devons avouer cependant que dans son tableau de la continence de Scipion, nous trouvons cette sévérité de style convenable aux héros de l'ancienne Rome, mais un peu de

féchereffe dans fa touche, & beaucoup de froi-
deur dans la princeffe & fa fuivante. Son deffin
d'ailleurs eft affez correct, & le coftume bien
obfervé.

Quant au tableau de Henri II, décorant du
collier de fon ordre le vicomte de Tavanne,
nous ne croyons pas que l'on puiffe faire choix
d'un coftume plus ingrat, ou que l'on puiffe
préfenter à l'œil plus de dureté. Sur toute l'étendue
de la toile, on ne voit que du fer; on apperçoit
à peine le vifage du roi & de fon favori. Par
quelles reffources l'artifte croyoit-il donc plaire?
n'auroit-il pas dû penfer qu'un coftume qui con-
traint ou détruit tous les mouvemens eft contraire
à l'expreffion des perfonnages qui doit fe manifefter dans toute l'habitude du corps. N'auroit-il
pas dû penfer que l'armure dont il a couvert
Henri II & fa fuite jetteroit une efpece de mo-
notonie & d'uniformité dans le ton de fa couleur.
Nous croyons donc que les artiftes ne doivent
adopter qu'avec circonfpection la plupart de nos
coftumes modernes qui deviennent prefque toujours l'écueil de leur talent.

M. DU RAMEAU.

Nº. 7. Jéfus-Chrift chaffant les vendeurs du Temple.

L'action fe trouve trop circonfcrite dans la

forme ovale de ce tableau, & n'a point le déve-
loppement qu'elle semble exiger.

No. 8. *Combat d'Entelle & de Darès aux jeux*
funebres à l'anniversaire de la mort d'Anchise.

Le titre de celui-ci ne nous paroît point rempli.
Au premier coup-d'œil, on voit un guerrier qui
retient la fureur du vieux Entelle, & d'autres
personnages qui emportent Darès blessé, meurtri
de coups ; le combat est donc fini, ce n'est donc
plus le combat d'Entelle & de Darès.

Du reste, la composition du sujet, telle qu'elle a
été conçue par l'artiste, n'est pas sans mérite ;
mais il devroit peut-être moins s'attacher à peindre
le nud, qui, pour plaire aux yeux, demande sans
doute une nature mieux choisie, plus de fini &
moins d'uniformité d'effets & de couleur.

M. DE LAGRENÉE, le jeune.

No. 9. *Télémaque & Mentor jettés dans l'isle de*
Calipso.

Ce tableau ne représente point d'action. On
y voit un jeune homme qui touche à des habits,
debout devant son gouverneur qui paroît lui faire
une réprimande. Le jeune homme rougit : voilà
toute l'action. Etoit-elle suffisante pour faire un

tableau d'hiftoire ? Sans les noms de Télémaque & de Mentor, quel intérêt pourrions - nous y trouver ? Mentor fait fans doute un beau difcours; mais l'artifte ne peut le peindre, il ne parle qu'aux yeux.

Lorfque Socrate, au moment de prendre la ciguë, eft repréfenté par M. David, parlant à fes amis fur l'immortalité de l'ame ; il montre le ciel avec fermeté, indique le fujet de fon dif-cours, qui même annonce une action qui va commencer, celle de prendre la coupe empoi-fonnée qu'on lui préfente : le fpectateur eft dans l'attente ou plutôt dans la crainte ; mais ici nulle action ne précede, n'accompagne & ne doit fuivre le difcours ; aucune émotion ne fe communique à l'ame; le fpectateur demeure froid & tranquille.

On ne peut difconvenir cependant que ce ta-bleau ne renferme quelques beautés. Le lieu de la fcene, quoiqu'un peu fombre, eft agréable ; les habillemens font bien faits ; Mentor a une figure noble & un air vénérable ; mais le jeune Télémaque paroît tremblant & tranfi de froid fous fa tunique un peu trop légere.

Nº. 10. *Achille fous l'habit de fille, reconnu par Ulyffe au milieu de la cour de Lycomede.*

Le choix de ce fujet eft plus heureux que le

précédent, & fufceptible d'une plus grande va-
riété dans les objets & les expreffions. Le ftrata-
gême d'Ulyffe, l'ardeur guerriere du jeune prince
à la vue des armes, l'amour de Déidamie, la cour
de Lycomede, tout cela fourniffoit une matiere
abondante au génie de l'artifte, qui en a tiré quelque parti. Tous les détails de fon tableau font
pleins de grace ; la princeffe eft charmante ; les
bijoux font d'un travail précieux : mais en général
le fujet eft mal rendu ; je n'aime point Achille qui
de fon javelot paroît menacer toute l'affemblée. Son
ardeur martiale ne pouvoit-elle pas fe manifefter
d'une autre maniere, ou par fon empreffement à
faifir les armes, ou par toute autre attitude moins
équivoque ? Quant au perfonnage d'Ulyffe, l'expreffion de la rufe n'eft point affez marquée fur fon
vifage ; & fes mains paroiffent un peu noires.

M. S U V É E.

Nº. 15. *Madame de Chantal recevant de Saint
François de Salles l'inftitut de fon ordre.*

Ce tableau d'autel, pour Saint-André-des-arcs,
eft bien propre à remplir fa deftination. L'artifte
paroît l'avoir travaillé avec foin ; les détails n'y
font point négligés ; l'habit pontifical eft riche &
bien fait dans toutes fes parties ; les figures font

bien deſſinées. Il regne dans l'enſemble de l'ou‑
vrage une certaine ſimplicité qui plaît ; mais n'y
cherchons ni chaleur, ni expreſſion. Quoique le
ſujet n'en ſoit pas ſuſceptible au même degré qu'un
grand nombre de ſujets profanes, cependant elles
ne doivent pas en être tout-à-fait excluës. L'éleve
de ſaint François de Salles ne devoit-elle pas être
pénétrée de l'amour divin ? & le ſaint paſteur de
Genêve ne devoit-il pas être rempli d'une joïe &
d'une onction ſainte ? En un mot ce tableau,
comme un grand nombre de ceux de M. Suvée,
annonce dans l'artiſte plus de talent que d'en‑
thouſiaſme.

M. VINCENT.

Nº. 19. *Zeuxis choiſiſſant pour modeles les plus*
belles filles de la ville de Crotone.

Lorſque M. Vincent a fait choix d'un tel ſu‑
jet, il s'eſt impoſé une tâche bien difficile à rem‑
plir, celle de peindre la véritable beauté. Apelle,
pour le même deſſein, aſſembla, dit-on, tout ce
qu'il y avoit de belles femmes dans la Grèce. Il ne
falloit donc rien moins que le talent de M. Vin‑
cent pour venir à bout d'un ſujet de cette na‑
ture. Auſſi ce tableau ne peut manquer de lui faire
le plus grand honneur, d'ajouter même à ſa répu‑
tation.

tation. Richeſſe de compoſition , touche ferme ; exécution facile, correction de deſſin, beauté de coloris ; voilà les qualités principales qui le carac- tériſent.

Ce qui donne un charme de plus à ſon ouvrage , c'eſt qu'il ne repréſente pas ſeulement la beauté, mais la beauté pudique & modeſte. Les attitudes y ſont auſſi variées que les expreſſions ; tout y eſt en mouvement.

On pourroit encore remarquer dans ce tableau le déſordre & les plis heureux des draperies, la légéreté & la tranſparence du voile ſous lequel ſe deſſine le nu, & qui ne captive en quelque ſorte le ſens de la vue que pour laiſſer un champ libre à l'imagination.

Nous obſerverons ſeulement que Zeuxis ne nous paroît pas avoir aſſez d'enthouſiaſme pour peindre la beauté ; que ſa draperie, qui d'ailleurs eſt très-belle, nous paroît d'un rouge trop éclatant, qui tranche trop avec le ton de couleur du reſte du tableau ; que l'attitude de la jeune femme qui tourne le dos n'eſt pas d'un bon effet. Cette po- ſition étoit-elle néceſſaire pour exprimer la pudeur qui veut ſe dérober aux regards, & ſe refuſe à ſervir de modele ? Au reſte, quand nous exami- nons toutes les beautés qui ſont réunies dans cet

B

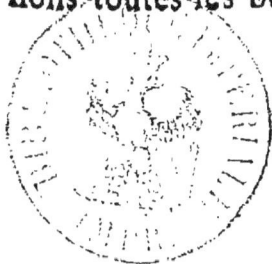

ouvrage, nous nous attachons foiblement aux parties que nous trouvons répréhenfibles, & nous abandonnons même nos obfervations au jugement de l'artifte.

M. BERTHELEMY.

Nº. 67. *Conftance d'Éléazar, l'un des princes des fcribes & des docteurs de la loi.*

Le miniftre d'Antiochus veut le contraindre de facrifier aux idoles & de manger de la chair défendue. Il préfere la mort au crime de violer les devoirs que lui impofe fa religion.

La compofition de ce tableau ne nous paroît pas bien nette & bien claire. On préfente de la chair défendue à Éléazar ; il leve les yeux & les mains au ciel : je ne fais fi c'eft pour la refufer, ou pour la bénir. Un foldat veut l'entraîner ; je ne fais pas s'il ne veut point l'empêcher de manger le mets qu'on lui préfente : équivoque dans la compofition, & par conféquent dans tous les mouvemens des perfonnages. De plus, les tons de couleur du tableau font dans quelques endroits trop rougeâtres, fur-tout dans les foldats ; mais la tête d'Éléazar eft d'un beau caractere, & l'on peut remarquer dans beaucoup de parties de cet ouvrage une touche ferme & vigoureufe.

M. DAVID.

Nº. 89. *Les amours de Pâris & d'Hélene.*

Les perſonnages de Pâris & d'Hélene ſont ſi cé-
lebres par leurs beautés, qu'il faut toujours un
grand talent dans un artiſte pour répondre aux
idées qu'on en a conçues. Il ſuffit donc de dire,
pour l'éloge de M. David, que ſon ouvrage rem-
plit celles que nous en ont laiſſées les poëtes.
Leurs genres de beauté, quoique voiſins, ſont
très-bien rendus par des nuances différentes : quoique tous les deux blonds, leurs tons de couleur ne
ſe confondent point ; ce qui paroît d'une maniere
très-diſtincte à l'endroit où Pâris ſaiſit le bras
d'Hélene.

Ce qui fait encore un des grands mérites de ce
tableau, c'eſt la beauté des chairs qui paroiſſent la
nature même ; nous ne croyons pas du moins que
l'art puiſſe en approcher davantage.

Nous ne parlerons pas de la correction du deſſin, où brille toujours avec tant d'avantage le talent de M. David ; mais nous devons faire remarquer que ſon ouvrage eſt rempli de toute l'expreſſion qu'exige le ſujet. L'ardeur de Pâris, l'irréſo-
lution d'Hélene, ſont exprimées & ſur leurs viſages

& dans leurs attitudes. La tête de la princeſſe eſt charmante, & ſa poſition remplie de graces.

Au coloris, au deſſin, à l'expreſſion, ajoutons encore l'exacte obſervation du coſtume ; habits, attributs, ornemens, tout, juſqu'au bonnet phrygien, nous tranſporte aux tems reculés de Pâris & d'Hélene.

Nous attendons avec impatience un autre tableau de M. David, où ſes talens ſe feront développés dans un genre bien différent.

M. REGNAULT.

Nº. 90. *Une deſcente de croix.*

Nº. 91. *Le déluge.*

M. Regnault obtient encore cette année des ſuccès marqués, & c'eſt pour une deſcente de croix & le déluge. Il a eu l'art de trouver de nouvelles beautés dans deux ſujets déja traités de tant de manieres différentes. Le premier de ces deux tableaux mérite les plus grands éloges, ſurtout pour l'exécution. Tout y eſt fait d'une maniere large & facile. On ne pouvoit mettre plus de vérité dans le corps du Chriſt, ni mieux rendre les effets produits par ſon genre de mort. La dra-

perie de la Vierge nous paroît cependant produire un effet trop tranchant & trop uniforme
dans cette partie du tableau. Cette uniformité
n'auroit-elle pas pu se détruire par plus de masses
d'ombre, ou par l'intervention de quelque autre
objet ?

La conception du second tableau est neuve,
& les effets en sont singuliers. Les eaux s'élevent,
& sont prêtes à submerger le monde : une famille
se trouve dans le plus grand danger ; un fils veut
sauver son pere, & voit périr sa femme & son
enfant : la mere qui se noie fait tous ses efforts
pour soulever son fils au-dessus de la surface des
eaux. Ce sujet, qui ne peut être regardé que
comme un incident du déluge, est du plus grand
intérêt. Il a fourni à l'artiste l'occasion de peindre
tous les âges dans une position extraordinaire ;
il a su mettre la plus grande vérité dans les chairs,
saisir enfin le vrai ton de couleur qui devoit con-
venir à ses personnages dans de pareilles cir-
constances.

Une remarque que l'on doit faire, en se rap-
pellant les différens ouvrages de M. Regnault,
c'est qu'il est très-varié dans son style, qu'il ne
se ressemble presque jamais ; ce qui annonce une
grande facilité, de grandes ressources dans les
idées & l'exécution.

B 3

M. TAILLASSON.

N°. 93. *Sabinus & Eponine avec leurs enfans, découverts dans leur retraite par les soldats de Vespasien.*

Ce sujet intéressant, déja mis sur deux théâtres par un auteur connu, devoit être encore très-intéressant sur la toile ; aussi n'a-t-il rien perdu de son intérêt entre les mains de M. Taillasson, surtout par la maniere simple & nette dont il est composé : aucun sujet ne s'explique, ne se développe plus clairement que celui-ci. Les soldats de Vespasien découvrent la retraite de Sabinus & d'Eponine. La femme effrayée se jette aux pieds des soldats ; Sabinus, furieux, tire son épée pour les frapper. L'intérêt de cette scene est encore augmenté par l'innocence de ses enfans qui semblent vouloir le retenir.

Les expressions des personnages sont analogues à la situation, & nous paroissent très-bien rendus. La douleur & le désespoir d'Eponine contrastent avec la fureur de Sabinus. Nous croyons cependant que celle-ci ne s'exprime pas assez noblement, surtout dans le regard qui semble avoir quelque chose d'outré : son mouvement & son attitude paroissent aussi éprouver quelque gêne. Au reste ces taches ne diminuent rien de l'effet général de ce tableau, qui doit être regardé comme un ouvrage très-eftimable.

M. PEYRON.

N°. 112. *Mort de Socrate.*

Depuis le dernier fallon, M. Peyron a fait des changemens heureux dans fa compofition de la mort de Socrate. L'ordonnance de fon tableau paroît en général mieux entendue. En traitant le même fujet que M. David, il paroît avoir voulu fuivre un fyftême tout différent. C'eft à ce qu'on appelle *la magie du clair-obfcur* qu'il a eu recours pour produire des effets. Cette route quelquefois eft plus facile, & ne laiffe pas d'avoir auffi fes avantages. M. Peyron en a fu profiter; il a fait des facrifices qui donnent plus de valeur aux objets principaux.

C'eft encore par un choix heureux dans les plis des draperies que ce tableau peut paroître recommandable aux yeux des amateurs; mais l'expreffion de Socrate nous paroît foible; la main qu'il éleve eft d'un effet indécis, & ne fait point affez connoître ce qu'il dit à fes difciples. Leur douleur s'exprime auffi d'une maniere affez vague. Celle des perfonnages qui font dans l'ombre paroît plus naturelle & plus marquée. Enfin ce tableau, malgré fes défauts, peut être placé à côté de *Marius* & d'*Alcefte* , ouvrages qui ont mérité à M. Peyron une place diftinguée parmi nos artiftes.

M. PERRIN.

N°. 115. *Mort de Séneque.*

N°. 116. *Mort de la Vierge.*

Cette expofition eft la feconde où paroiffent les ouvrages de M. Perrin. A l'époque de la précédente , nous avions avancé que cet artifte annónçoit du talent pour la compofition, pour le deffin & même pour la couleur. Nous voyons avec plaifir fe réalifer les efpérances que nous avions conçues. Son tableau de la mort de Séneque eft en général bien compofé & bien deffiné. Nous defirerions qu'il y eût un peu moins de gris dans le perfonnage de Pauline , en qui l'on remarque d'ailleurs une douleur touchante & de belles formes. La mort de la Vierge ne peut manquer auffi d'obtenir les fuffrages des dévots , des amateurs & des artiftes.

M. ROBIN.

N°. 155. *Fermeté de St. Louis.*

On remarque dans ce tableau deux actions réellement diftinctes l'une de l'autre ; le refus de St. Louis de figner un traité honteux & blafphématoire , & la torture du patriatche de Jéruſalem. Elles n'ont point entr'elles cette liaiſon intime qui fait concourir tous les incidens au même but , & qui conſtitue cette unité ſi recommandable & ſi néceſſaire dans la peinture comme dans la poéſie.

On trouve encore dans ce tableau , comme dans tous ceux de M. Robin , beaucoup d'incorrections , & en général du mouvement, de la vigueur & de effets. Beaucoup de perſonnes n'aiment point la plupart des objets que l'artiſte offre à leurs yeux , tels que la torture du patriarche, & les tourmens que l'on fait ſubir aux chrétiens.

On trouve auſſi déſagréable l'effet aſſez ſingulier des mains qui ſortent à travers les grilles des priſons ſouterraines. Les arts ſont enfans du luxe & de l'abondance ; leur premier but eſt de plaire & d'intéreſſer, La fermeté de St. Louis auroit cet avantage, ſi l'on trouvoit dans ce héros plus de nobleſſe. M. Robin auroit dû peut-être ſe borner à peindre cette action ſans ſurcharger ſon ouvrage d'incidens inutiles.

M. LE MONNIER.

Nº. 190. *Une ſainte famille.*

Nº. 191. *Mort d'Antoine.*

La ſainte famille de M. Le Monnier annonce

des talens pittorefques, du goût dans l'ordonnance, dans la formation des grouppes , & dans la difpofition des draperies. Du refte elle ne préfente que fort peu d'expreffion, & rien de neuf dans la compofition. Quant à la mort d'Antoine, le fujet du tableau ne nous paroît pas rempli.

M. MONSIAU.

N°. 193. *Mort d'Agis.*

Le fujet eft intéreffant, & la compofition eft bien préparée pour produire des effets ; mais la douleur de la mere eft froide, & rien n'annonce le fujet du difcours qu'elle lui fait.

M. LA VALLÉE-POUSSIN.

N°. 196. *L'adoration des bergers.*

L'adoration des bergers de M. La Vallée-Pouffin annonce dans cet artifte un *faire* vague & une exécution incertaine.

M. VERNET FILS.

Le triomphe de Paul-Émile.

Quoique ce tableau ne foit point annoncé dans le livre du fallon , nous favons cependant, par le public qui s'empreffe de le voir & d'en nommer

l'auteur, qu'il eſt l'ouvrage du fils de M. Vernet,
nom juſtement célebre & chéri dans la peinture.
Il paroît mériter l'affluence qu'il attire, par la richeſſe de la compoſition, la beauté du fond, le
ſtyle, & le grand nombre de perſonnages qu'il
renferme, qui tous ſont deſſinés avec ſoin.

Le ſujet qu'a choiſi M. Vernet a quelque analo-
gie avec celui de l'entrée d'Alexandre dans Baby-
lone; cependant il exigeoit de ſa part une étude
particuliere du coſtume & des uſages des Romains
dans la grande cérémonie du triomphe, & il paroît
avoir fait ſur ce ſujet toutes les recherches dont il
avoit beſoin.

Malgré tout le ſuccès que ce tableau vient d'obtenir, nous reprocherons cependant à ſa couleur
un peu de jaune & de violet, & quelques effets
durs à l'œil. Ce ſont de légers défauts en compa-
raiſon des beautés dont il brille.

Un autre tableau que l'on attribue encore à
M. Vernet fils, & qui paroît auſſi fixer l'attention
du public, eſt celui d'un guerrier qui combat con-
tre un lion. Cette compoſition eſt tout à la fois
hardie & pleine de mouvement. Le corps du guerrier eſt bien deſſiné, & d'un bon ton de couleur;
mais dans la jambe droite l'effet du raccourci paroît manqué, & le pied eſt un peu gros.

Alexandre & Épheſtion.

Ce tableau, comme les précédens, eſt anonyme
& ſans numéro. On peut juger, à ſon inſpection,
que le ſujet eſt Alexandre qui met ſon anneau ſur
la bouche d'Épheſtion, pour lui impoſer ſilence
ſur ce qu'il a lu, en ſe plaçant furtivement der-
riere lui. Cette action d'Alexandre eſt équivoque;
on diroit qu'au lieu d'un anneau il met une dragée
dans la bouche de ſon ami. Du reſte ce tableau
n'eſt pas ſans mérite du côté du deſſin, de la couleur & des acceſſoires; ce qui prouve combien les
artiſtes devroient être attentifs, dans le choix de
leurs ſujets, à ne point traiter ceux qui paroiſſent
prêter au ridicule.

Après avoir examiné avec un certain détail
les tableaux d'hiſtoire qui ſont les objets les plus
intéreſſans du ſallon, nous ne jetterons qu'un coup-
d'œil rapide ſur les portraits & les tableaux de
genre.

Parmi les portraits, nous remarquerons d'abord
celui de Monſieur, frere du Roi, par M. Callet,
dans lequel on ne trouve pas une grande reſſem-
blance. Les bas de ſoie paroiſſent un peu imiter
la fayance; du reſte les acceſſoires en ſont bien
faits.

Madame Le Brun ne s'eft pas furpaffée dans ceux des ambaffadeurs indiens, foit qu'elle n'ait pas pu les travailler affez d'après nature, foit que la nature afiatique ne foit pas favorable à fon pinceau. On peut lui reprocher fur-tout dans ces deux tableaux d'avoir fait le ciel trop cru.

Le portrait de madame la ducheffe d'Orléans eft beaucoup plus agréable ; peut être le feroit-il encore davantage, fi le fond étoit moins clair.

Le portrait de madame Victoire, montrant une ftatue de l'amitié, & celui de feue madame Louife-Élifabeth de France, ducheffe de Parme, peinte avec fon fils par madame Guyard, font fupérieurement faits relativement aux étoffes, aux draperies & autres acceffoires; mais il y auroit à defirer dans les têtes : celle de madame Louife fur-tout eft d'une touche feche & dure.

Les portraits de M. Veftier font en général agréables.

Le tableau d'une femme avec une petite fille, par M. Monnier, eft d'une touche ferme & vigoureufe, & l'effet en eft piquant.

Les petits amufemens pittorefques de M. Roland de la Porte, parmi lefquels on remarque furtout le petit oratoire, font de la plus grande illufion.

Ceux de M. Bilcoq font très-précieux pour les cabinets des amateurs.

On pourroit donner beaucoup d'éloges aux tableaux de MM. Vernet, Robert, Hue, Valenciennes ; mais le mérite de ces artiftes eft reconnu, & chacun eft à portée de les apprécier. D'ailleurs, les obfervations à faire fur leur genre étant très-bornées, tout ce que nous pourrions dire rentreroit néceffairement dans les remarques que nous avons déja faites à l'époque des expofitions précédentes.

Nous ne citerons de M. Robert que deux tableaux ; l'un eft une fuite d'anciens portiques ornés de ftatues & de fontaines, remarquable par l'effet furprenant de la perfpective, & l'autre renferme une partie des principaux édifices de Paris. Plufieurs perfonnes trouvent fingulier qu'il ait réuni dans un petit efpace des objets qui, dans la réalité, font beaucoup plus difperfés. M. Robert, pour excufer la liberté qu'il a prife, pourroit s'appuyer fur la maxime d'Horace :

Pictoribus atque poëtis
Quidlibet audendi femper fuit æqua poteftas.

M. Hue nous a paru faire les plus grands progrès dans le genre du payfage. Son combat naval a, dit-on, beaucoup d'exactitude ; mais il eft fans effet & fans mouvement.

Nous ne pouvons trop louer M. de Valenciennes de favoir fi bien lier l'hiftoire au payfage.

Nous n'avons pas beaucoup d'obfervations à
faire fur les ouvrages de fculpture, qui ne font pas
cette année en très-grand nombre ; nous ne ferons
même mention que de ceux qui font expofés dans
la cour, & qui femblent attirer plus particuliére-
ment l'attention du public.

On remarque d'abord la ftatue de Montaufier,
par M. Mouchy. Je ne fais point fi fon caractere
eft affez marqué fur fon vifage, & fi l'on y recon-
noît le modele du mifanthrope. Cette ftatue d'ailleurs mérite d'être citée pour fes draperies & la
maniere dont elle eft exécutée ; mais celle qui doit
faire le plus grand honneur au cifeau de M. Mouchy eft celle d'Harpocrate, dieu du filence. Il ne
s'agit pas ici de fauver fes défauts, au moyen de
quelques plis arbitraires de draperies ; il faut rendre le nu dans toute fa pureté : & c'eft ce qu'a très-
bien exécuté M. Mouchy.

La ftatue du Pouffin, par M. Julien, nous paroît bien conçue. L'attention d'un artifte qui a mé-
dité long-tems fur fa compofition eft bien expri-
mée dans fa tête & dans fon attitude ; le nu qui
paroît à l'œil eft bien rendu, la draperie bien jetée ;
mais le coftume qu'il a choifi n'étoit fûrement pas

celui du tems. La figure de Léda eſt très-agréable
& bien travaillée.

La ſtatue de Bertrand du Gueſclin, par M. Foucou, mérite auſſi des éloges; ſon mouvement eſt,
noble; ſon coſtume eſt exact, fait avec art, &
de maniere à ne pas rendre la figure trop peſante
à l'œil. Cependant, ſi M. Foucou a voulu repré-
ſenter le moment où du Gueſclin, à la journée de
Cocherel, couroit par-tout les bras nus & l'épée
enſanglantée à la main, ſon intention ne nous paroît pas remplie, en ce que ſon héros a plutôt
l'air d'indiquer quelque objet que d'être dans la
diſpoſition de courir.

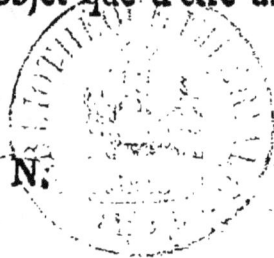

F I N.

www.ingramcontent.com/pod-product-compliance
Lightning Source LLC
Chambersburg PA
CBHW060510200326
41520CB00017B/4977